粟田伸子

现居日本神奈川县，作为纸手工艺人活跃于业界，多次举办个人作品展览。自 2006 年起，和多田治良联袂创作图画书。

秦好史郎

出生于日本兵库县，活跃于广告、书籍装帧设计、绘本、插画等领域。

米雅

绘本插画家、日文童书译者。毕业于日本大阪教育大学教育学研究科。作品有《小鳄鱼家族·多多和神奇泡泡糖》《你喜欢诗吗？》等。

超有趣的消化道知识绘本

肚子里有个肠乐园

〔日〕粟田伸子 / 文　〔日〕秦好史郎 / 图　米雅 / 译

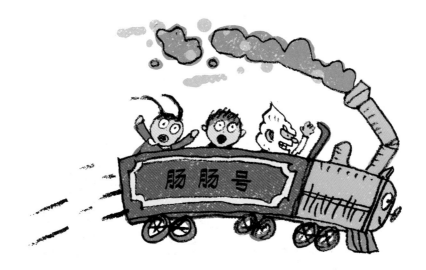

青岛出版集团 | 青岛出版社

山东省版权局著作权合同登记号　图字：15-2023-161 号

图书在版编目（CIP）数据

肚子里有个肠乐园 / (日) 粟田伸子文 ; (日) 秦好
史郎图 ; 米雅译. -- 青岛 : 青岛出版社, 2025.
ISBN 978-7-5736-2907-4

Ⅰ. R333-49

中国国家版本馆CIP数据核字第202454ZE65号

		DUZI LI YOU GE CHANG LEYUAN
书　　名	肚子里有个肠乐园	
文　　字	〔日〕粟田伸子	
绘　　图	〔日〕秦好史郎	
翻　　译	米　雅	
出版发行	青岛出版社（青岛市崂山区海尔路182号，266061）	
本社网址	http://www.qdpub.com	
邮购电话	0532-68068091	
责任编辑	梁　颖	
美术编辑	夏　琳	
内文排版	戊戌同文	
印　　刷	青岛名扬数码印刷有限责任公司	
出版日期	2025年2月第1版　2025年2月第1次印刷	
开　　本	16开（850 mm×1092 mm）	
印　　张	2.5	
字　　数	25千	
印　　数	1~7000	
书　　号	ISBN 978-7-5736-2907-4	
定　　价	42.00元	

编校印装质量、盗版监督服务电话　4006532017　0532-68068050

这里是毛毛虫幼儿园。

"今天，我们来玩猜谜游戏吧！"敏敏老师说，

"在什么地方脱了裤子、光着屁股，不会被骂？"

"啊，我知道！"小优很喜欢猜谜，

他正想说出答案，突然——

咕噜咕噜……

肚子好痛啊!

(怎么办?好想大便。)

可是,小优不好意思跟老师说。

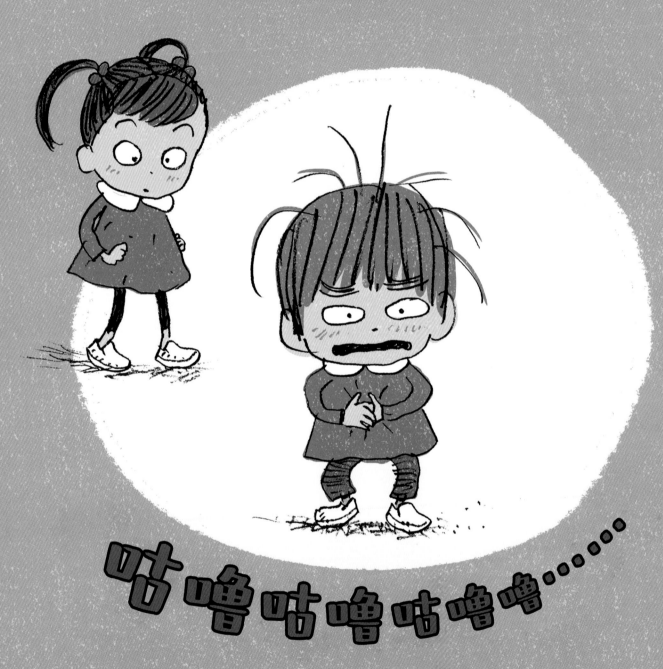

咕噜咕噜咕噜噜……

肚子越来越痛了。

小优的好朋友可妮举起手，说：
"老师，答案是厕所！
我和小优现在可以去上厕所吗？"
"答对了！你们快去吧。"敏敏老师说。

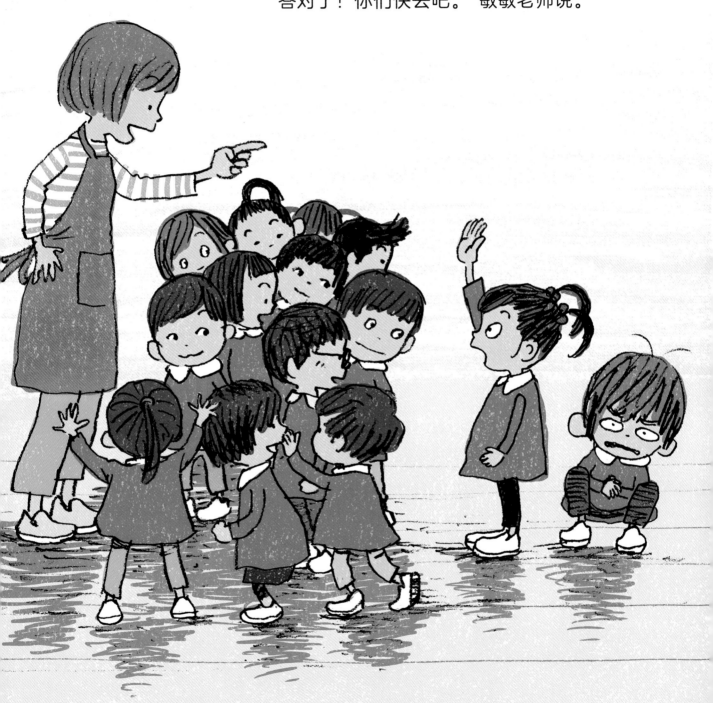

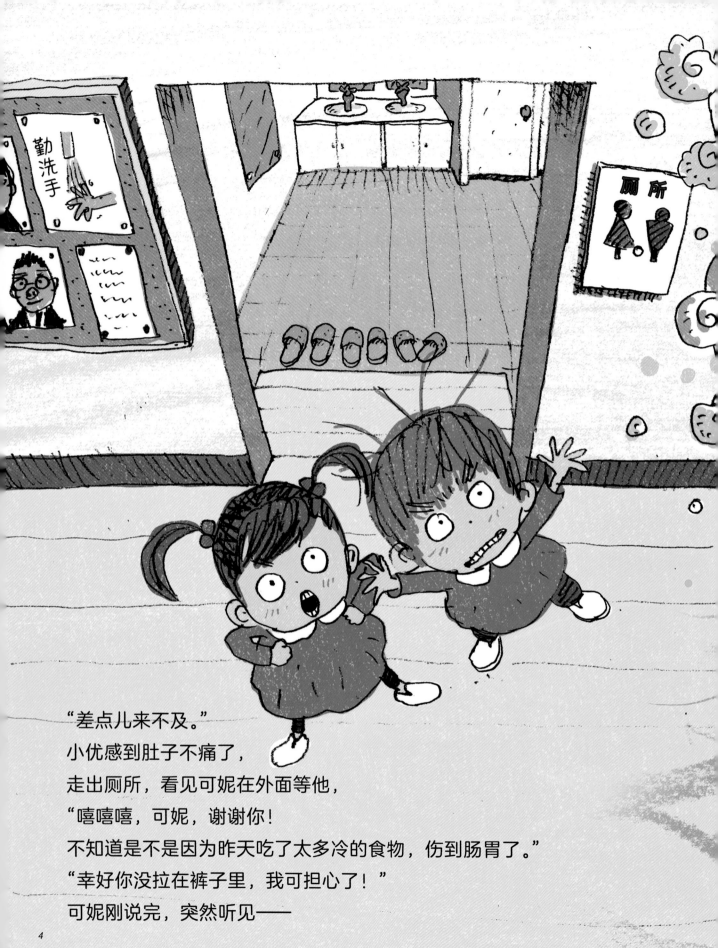

"差点儿来不及。"

小优感到肚子不痛了，

走出厕所，看见可妮在外面等他，

"嘻嘻嘻，可妮，谢谢你！

不知道是不是因为昨天吃了太多冷的食物，伤到肠胃了。"

"幸好你没拉在裤子里，我可担心了！"

可妮刚说完，突然听见——

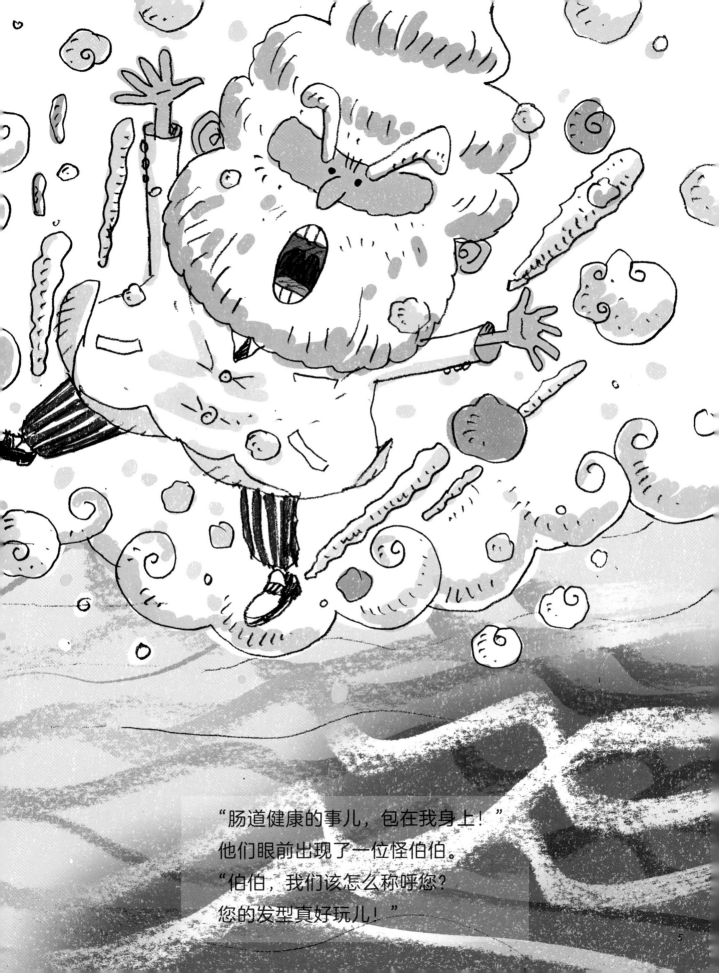

"肠道健康的事儿，包在我身上！"
他们眼前出现了一位怪伯伯。
"伯伯，我们该怎么称呼您？
您的发型真好玩儿！"

小优刚说完，周围的场景就变了。

"我是长肠伯，欢迎来到超有趣的肠乐园！
只要是和肠道有关的事儿，问我准没错！"

"肠道？它像轨道一样好玩儿吗？有小火车吗？"

"我在说正事呢，别插话！肠道非常重要。"

"我为什么要了解肠道呢？它跟我有什么关系吗？"

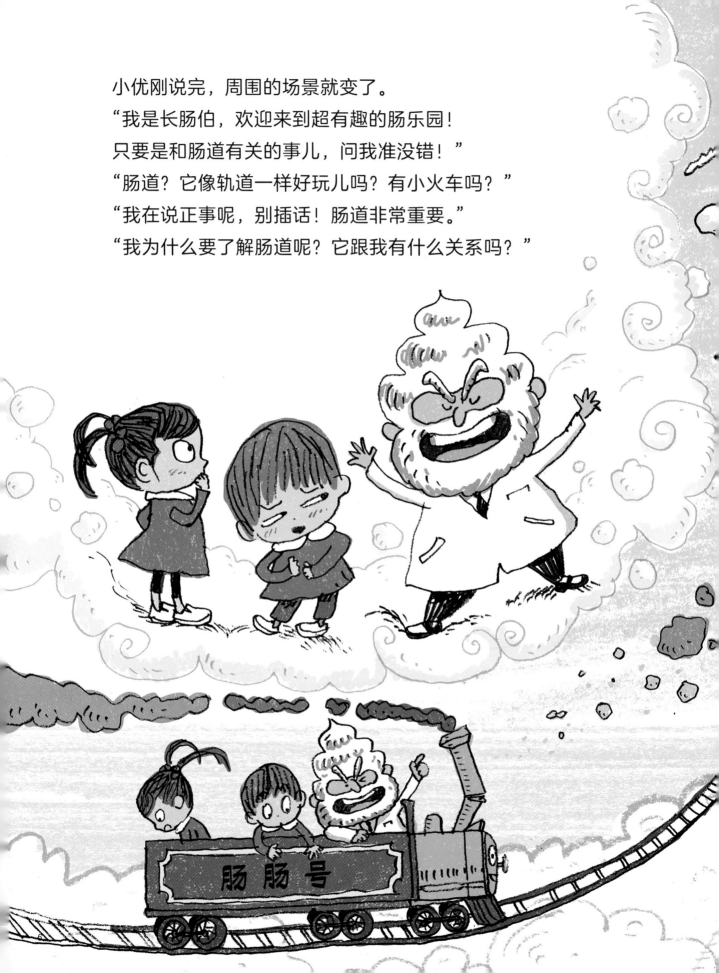

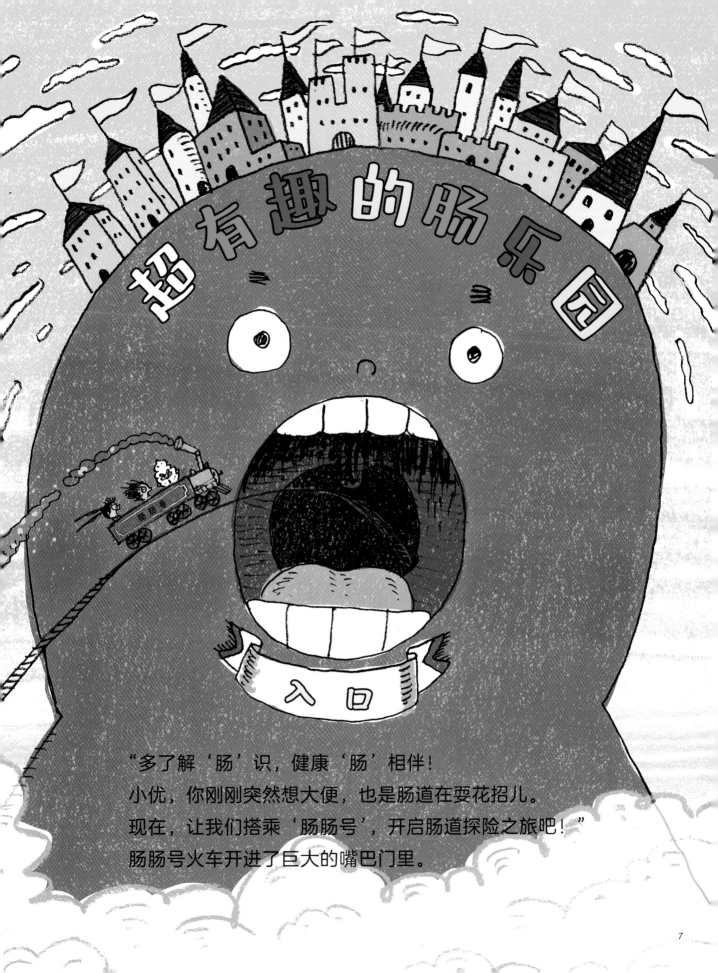

超有趣的肠乐园

"多了解'肠'识，健康'肠'相伴！
小优，你刚刚突然想大便，也是肠道在耍花招儿。
现在，让我们搭乘'肠肠号'，开启肠道探险之旅吧！"
肠肠号火车开进了巨大的嘴巴门里。

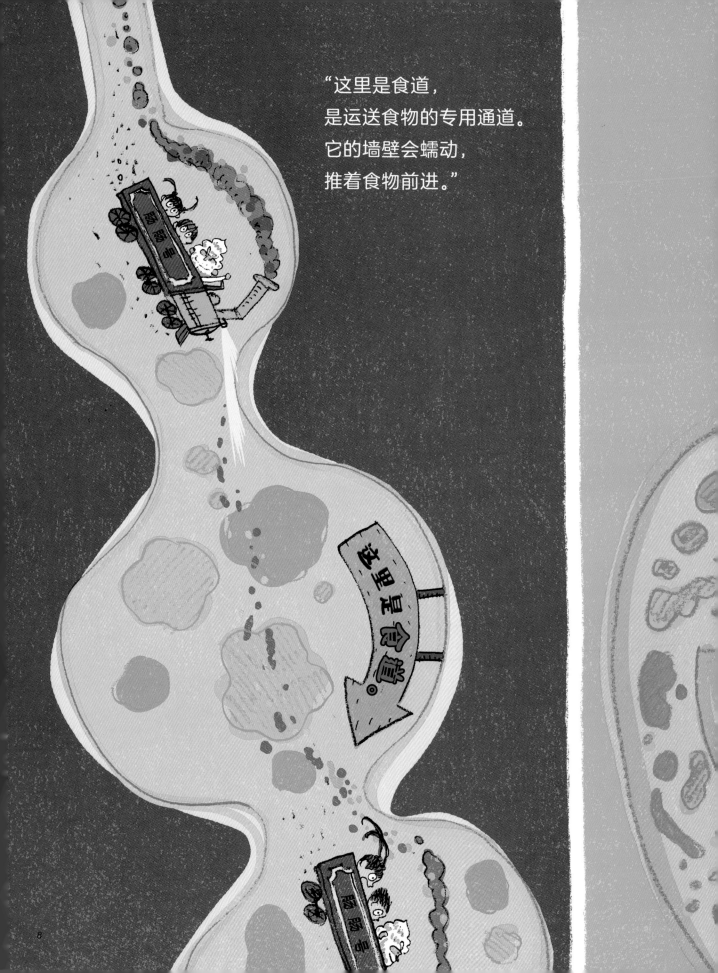

"这里是食道，
是运送食物的专用通道。
它的墙壁会蠕动，
推着食物前进。"

他们乘坐火车穿过食道，
来到一个大房间。
"这里是胃。
它有点儿像气球，
能扩大或缩小。"

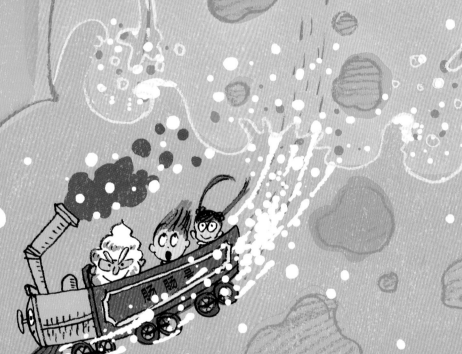

这里是胃！

周围的墙壁喷出了液体，开始溶解食物。
"啊！被揉来揉去，全身湿答答的，真好玩儿！"

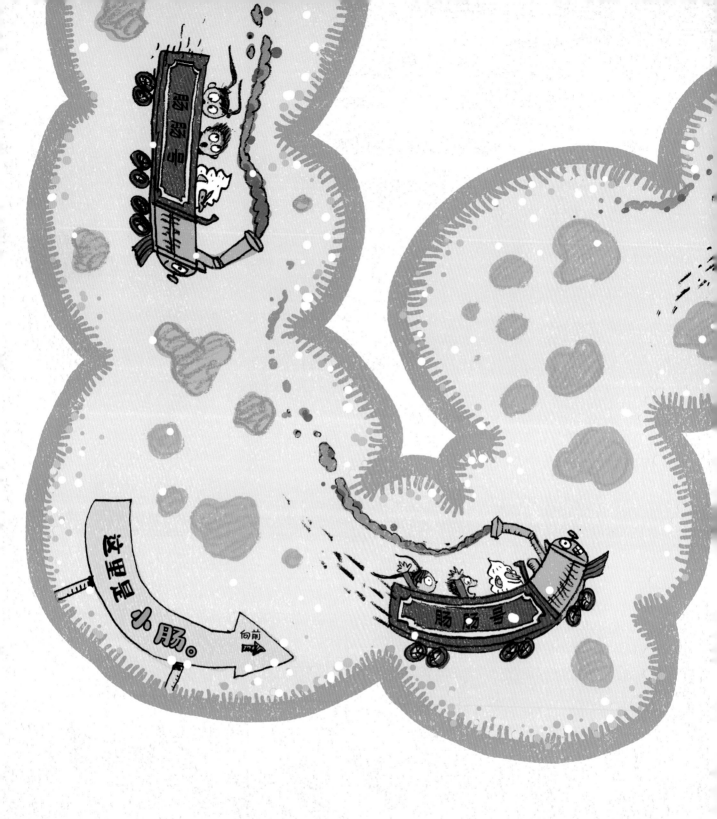

肠肠号火车离开了胃，驶入一条长长的隧道。
隧道弯弯曲曲，肠肠号飞快地前进。

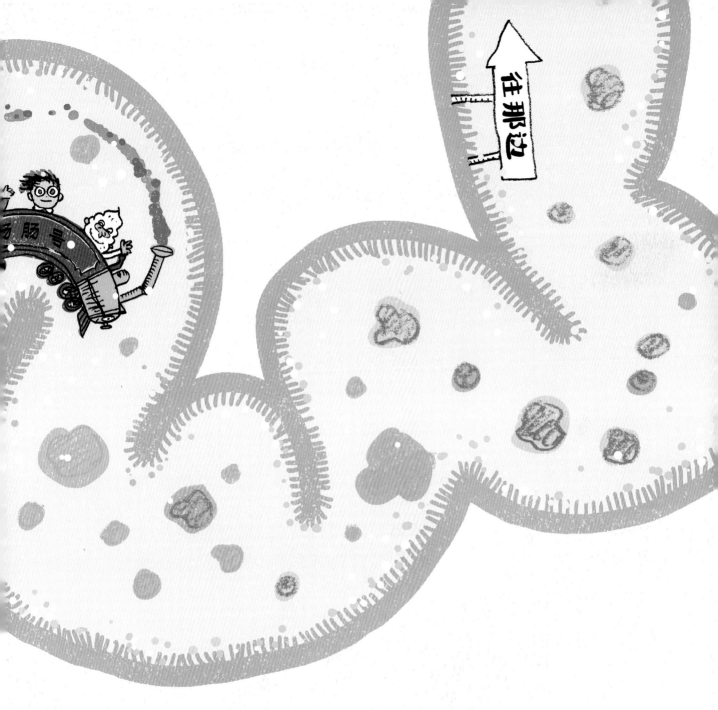

"这里是小肠。
食物已经变成泥状的了，小肠负责吸收里面的养分。
为了好好地抓住养分，小肠的内壁上长了很多绒毛。"
"真好玩儿！不愧是超有趣的肠乐园。"
小优和可妮都对小肠的工作敬佩不已。

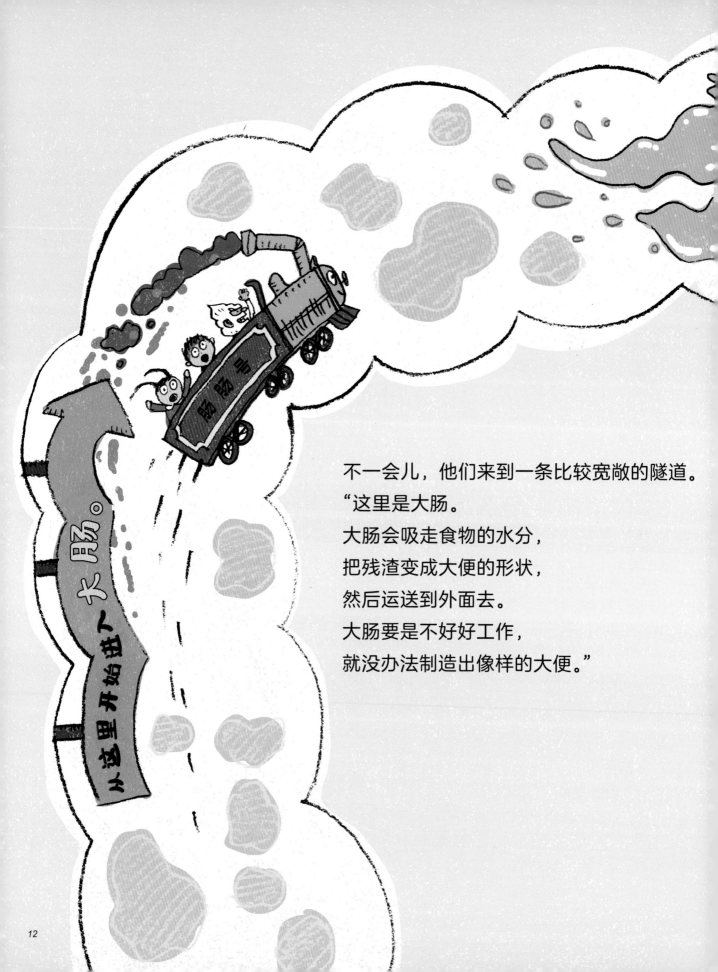

不一会儿，他们来到一条比较宽敞的隧道。
"这里是大肠。
大肠会吸走食物的水分，
把残渣变成大便的形状，
然后运送到外面去。
大肠要是不好好工作，
就没办法制造出像样的大便。"

从这里开始进入大肠。

肠肠号

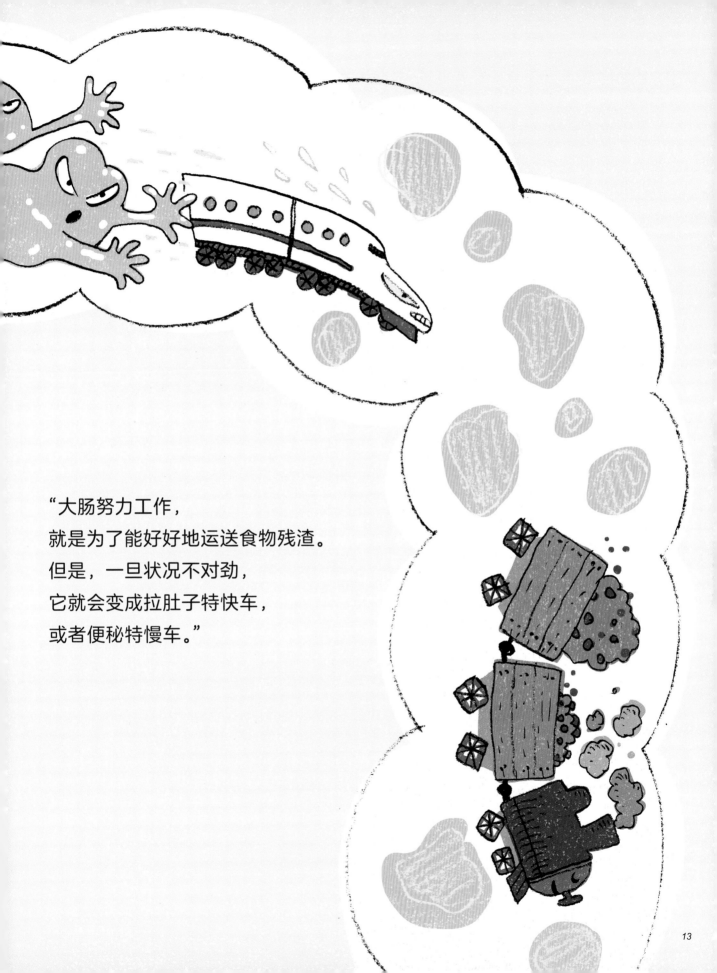

"大肠努力工作，
就是为了能好好地运送食物残渣。
但是，一旦状况不对劲，
它就会变成拉肚子特快车，
或者便秘特慢车。"

肠肠号火车的速度渐渐变慢。
周围突然出现了许多巨大的泡泡，
朝着火车撞了过来——砰！砰砰！

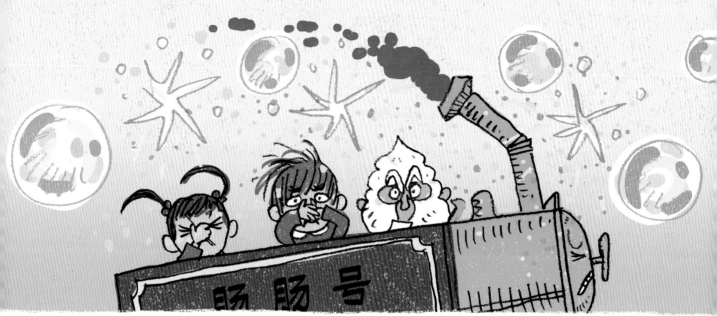

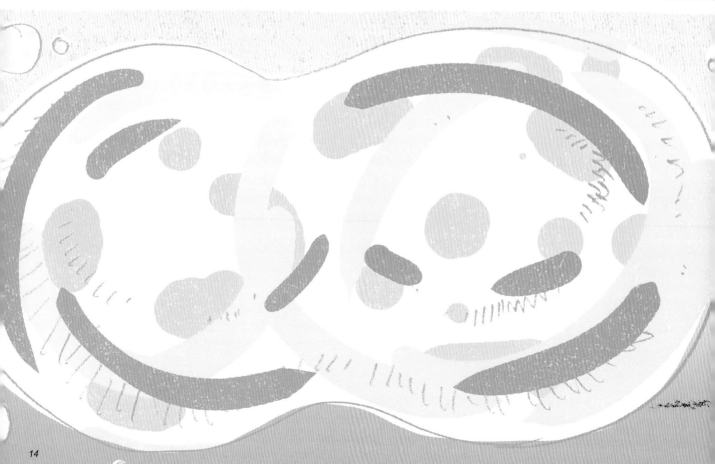

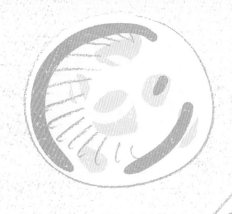

"啊——好臭！好臭！好臭！"

"这是什么？"

"这是屁！

一旦便秘了，肠道里就会产生很多臭屁。

我也受不了这个臭味。"

长肠伯捏着鼻子说。

突然有一个超级巨大的臭屁泡泡往这边飞扑而来。

"啊！快、快、快撞上了！

快捏住鼻子！

啊，不对，快抓稳——"

长肠伯大叫着。

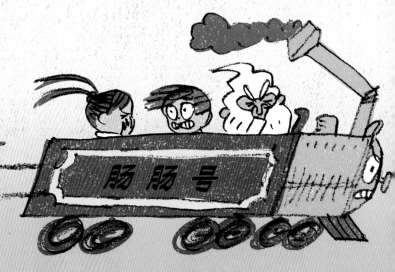

超有趣的肠乐园
出口

噗——

巨无霸臭屁泡泡大爆炸！

那股巨大的威力把肠肠号火车喷飞到肛门外。

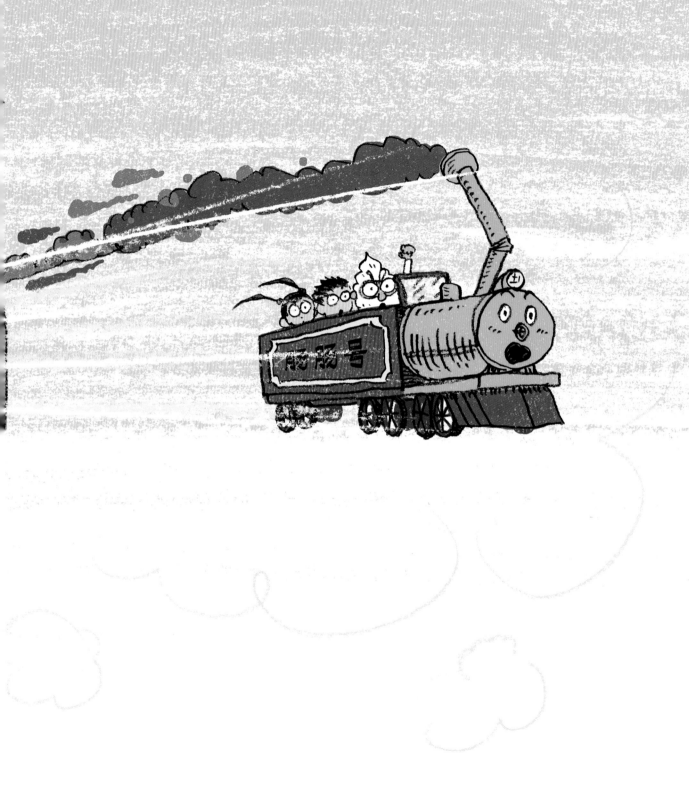

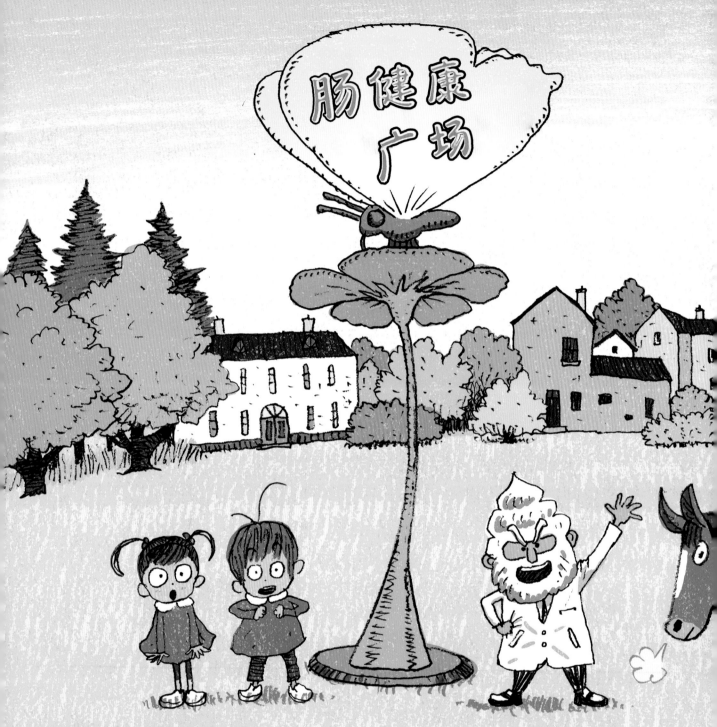

小优和可妮回过神来，发现他们来到了肠健康广场。

"既然你们已经知道一些肠道知识了，

那我来考考你们吧。

大家集合！"

听到长肠伯的高声呼唤，动物们纷纷靠了过来。

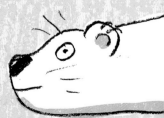

"你们猜一猜，这些动物里，谁的肠道最长？"

"我觉得是大象，因为大象最高大！"

"我觉得是狮子，因为狮子最勇猛！"

小优和可妮各自说出了想法。

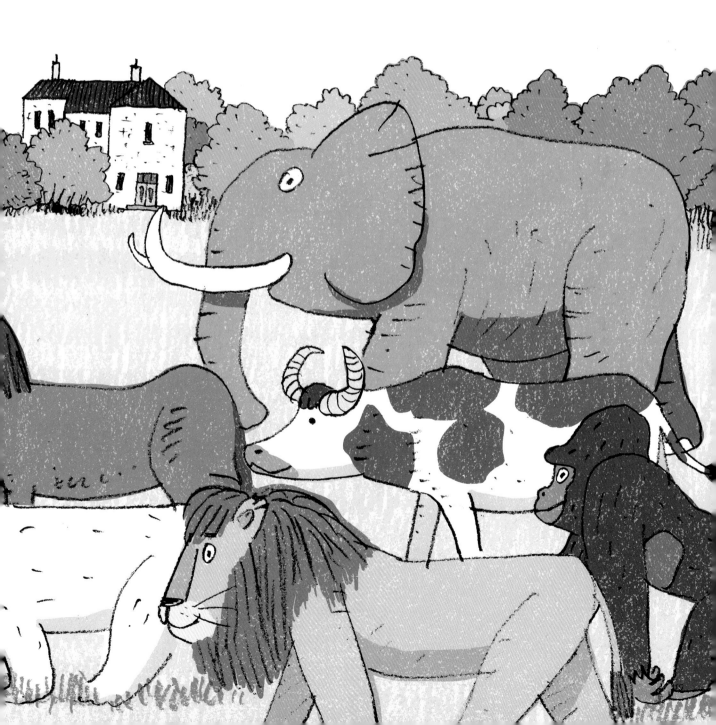

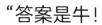

"答案是牛！
这些动物里面，
牛的肠道最长，
狮子的肠道最短。"
"为什么动物们的肠道
不一样长？"
小优觉得不可思议。

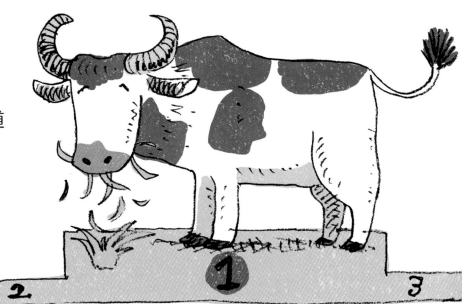

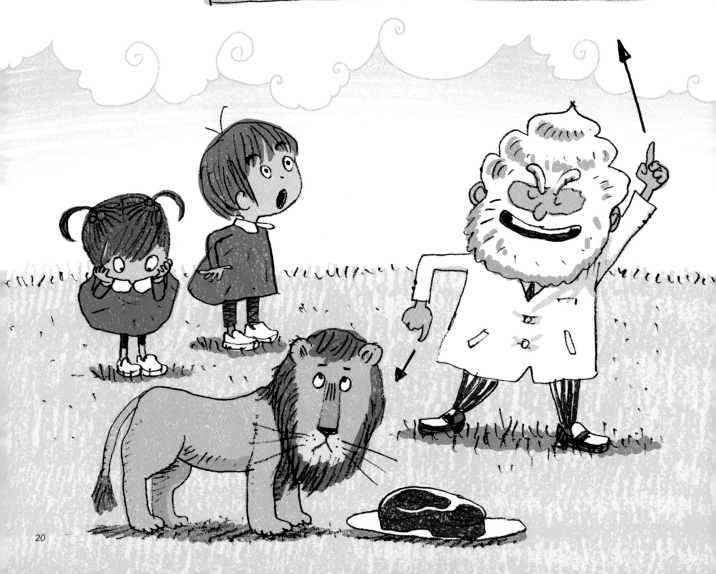

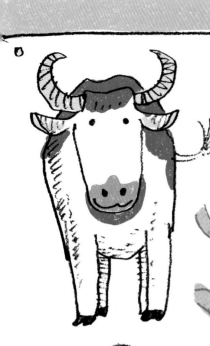

牛的肠道

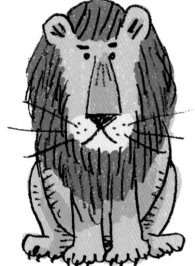

狮子的肠道

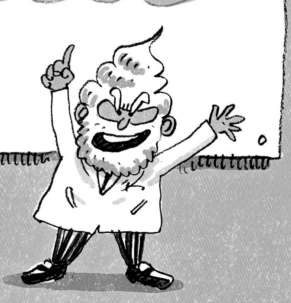

"因为它们吃的食物不一样。
牛是食草动物。
由于草不容易消化，而且营养较低，
为了能分解、吸收足够多的养分，
牛的肠道就长得特别地长。
而狮子主要食用营养丰富的肉类，
既然能轻而易举地吸收养分，就没必要有很长的肠道了。"

"你们知道吗？
肠道里面住着好菌和坏菌，
还有很多'不好不坏菌'。"

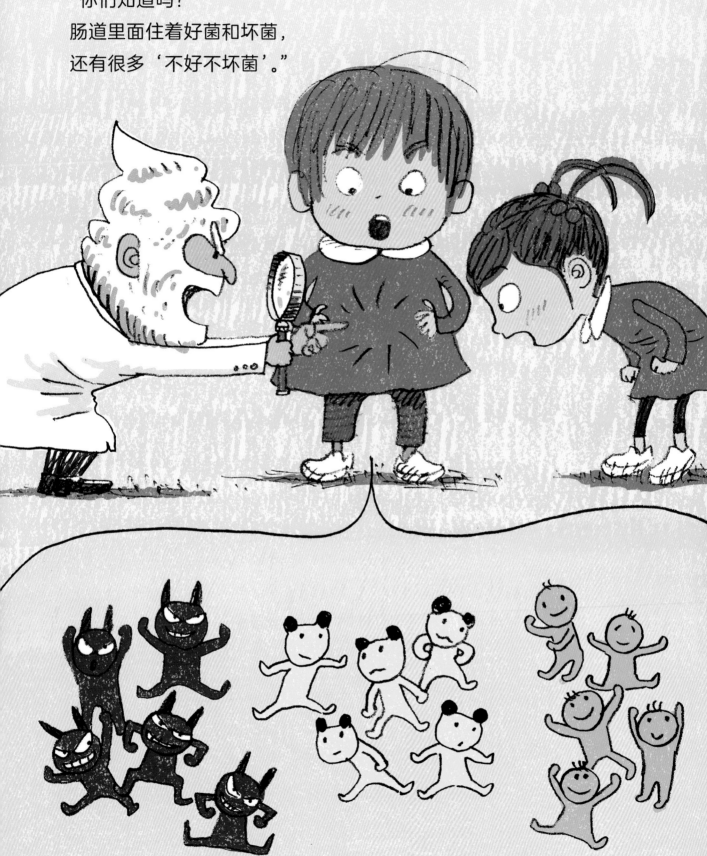

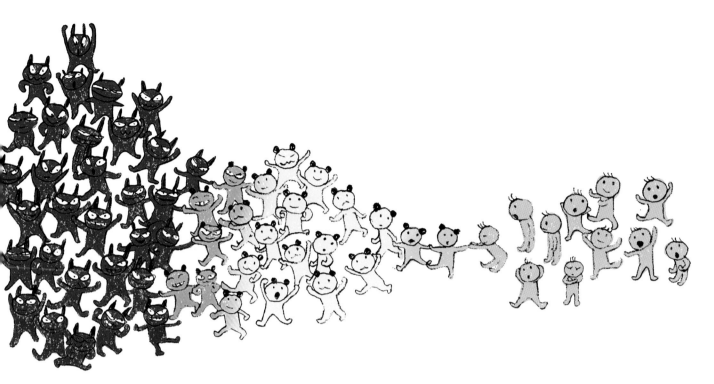

"好菌会帮助我们吸收营养，也会守护我们的身体健康。
一旦坏菌变多，我们不仅容易生病，还会放很臭的屁。
这时候，原本的'不好不坏菌'也会被坏菌拉拢过去。"
"啊，那还得了！
要怎么做才能抑制坏菌的生长呢？"

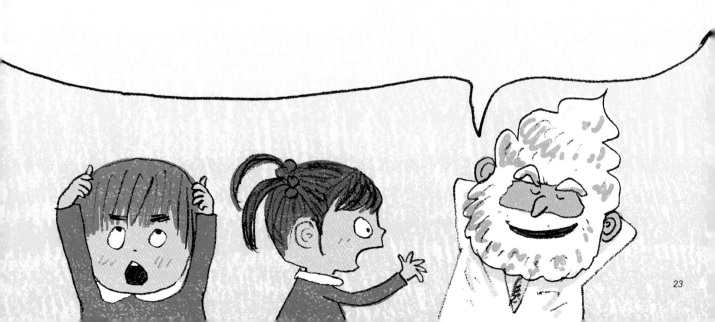

"我来教你们做肠道保健操。
多做这样的运动，可以抑制坏菌的生长。
一起来试试吧！"

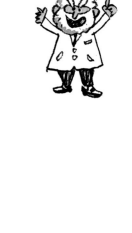

先来蹦蹦跳！

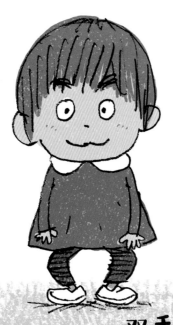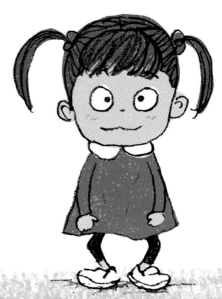

双手下垂，蹦蹦跳。

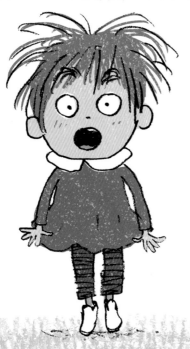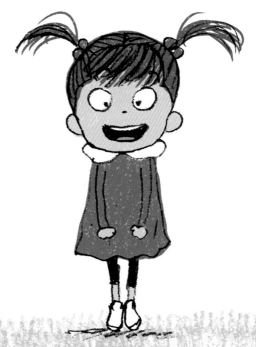

脚尖点地，轻轻跳。

再来试试蹲着转身！

"不管哪一种运动，
配合着一二、一二的节拍，
各做十次。"

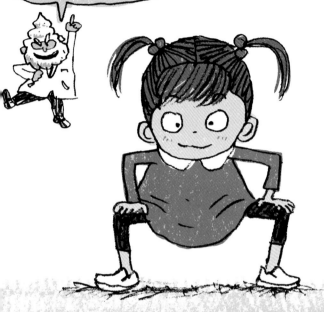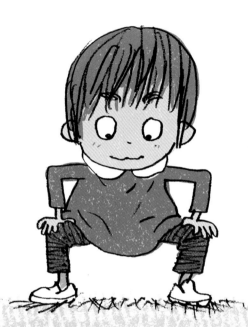

张开双腿，做半蹲。

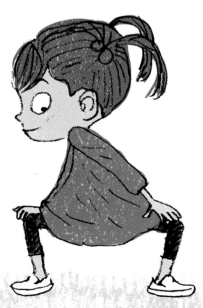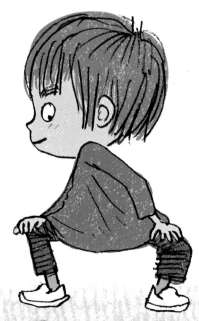

先转左边，再右边。

"另外，你们知道吗？肠道和大脑会互相影响。"
可妮和小优听了，都很惊讶。
"当你很紧张的时候，是不是感觉肠道不舒服？"
可妮说："啊！我想起来了，
钢琴演奏会那天，我肚子痛。"

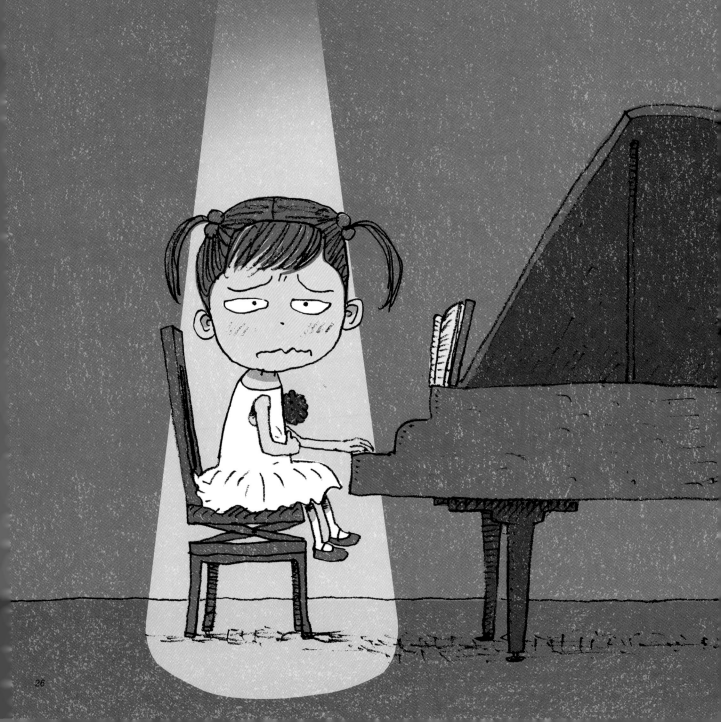

小优说：“我是一紧张就想放屁。”
“你们的身体之所以会有这些反应，
是因为大脑感受到紧张和不安，
然后把压力直接传递给肠道了。”

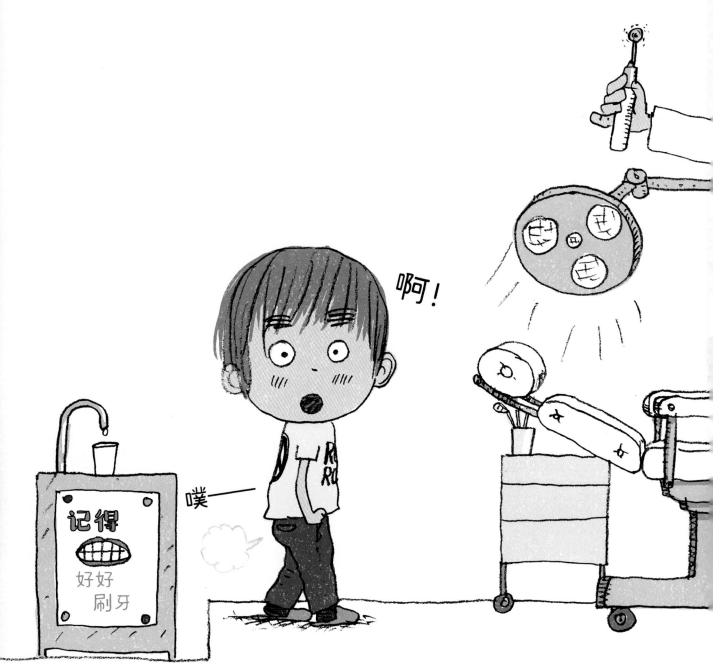

"现在，我们来猜谜吧。
出门满满，回家空空。猜一种盒子。"

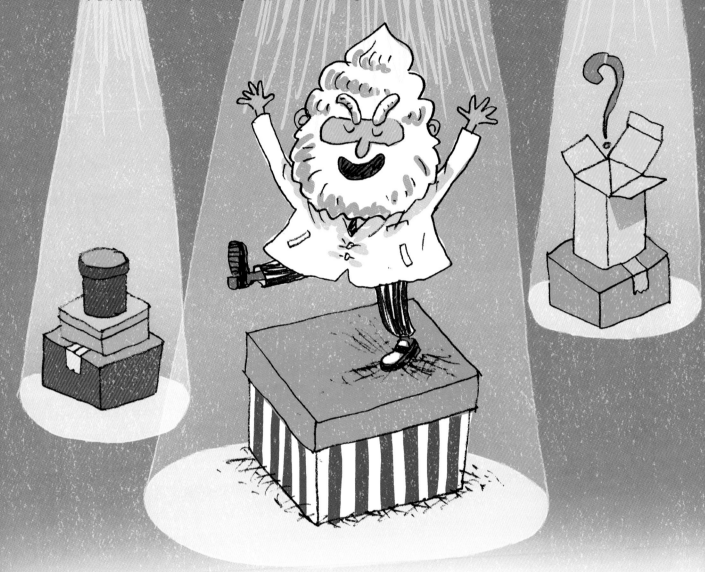

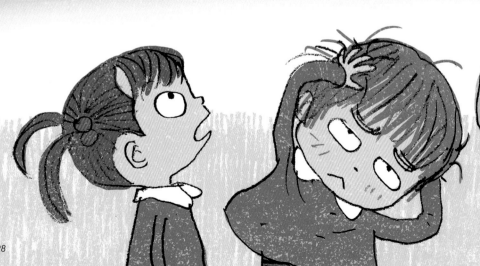

哎呀，我猜不到！

小优不想猜了。

"哈哈哈，答案是饭盒。
想要肠道健康，就得好好吃饭！"
"好哇！"小优和可妮看到美食，开心地说，
"与做操相比，我们更擅长吃饭。"

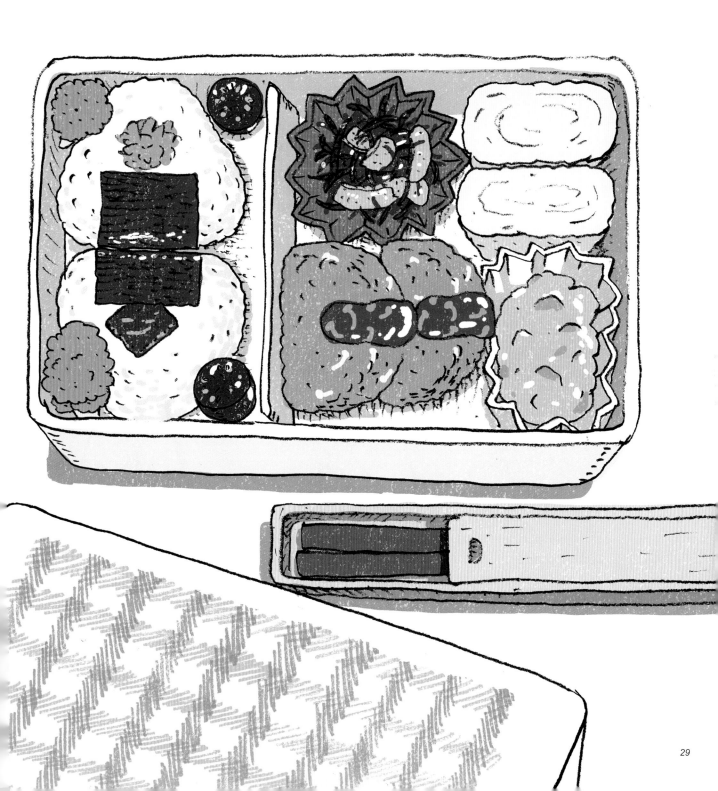

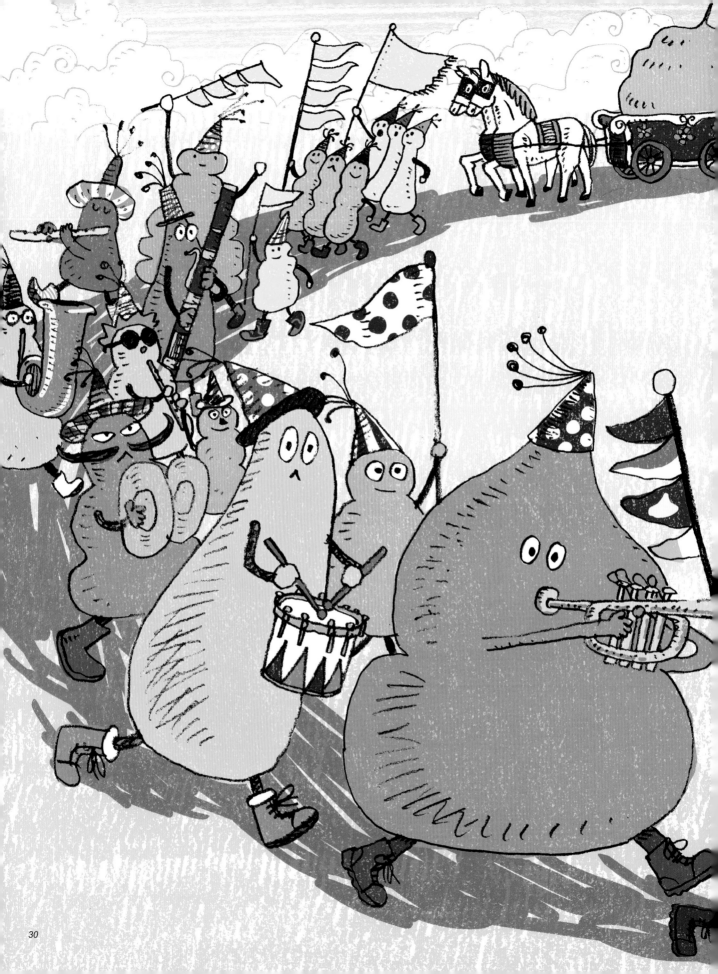

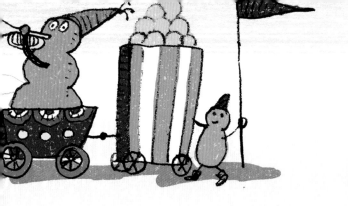

他们刚吃完饭，
就听见远处响起噗噗噗的音乐声。
只见形状各不相同的便便们
成群结队地往这边走来。
"这是便便大游行。"长肠伯说。
便便游行队伍越来越近，
竟然停在了可妮和小优的面前。
接下来会怎样呢？

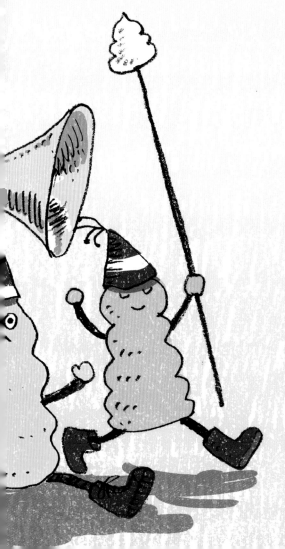

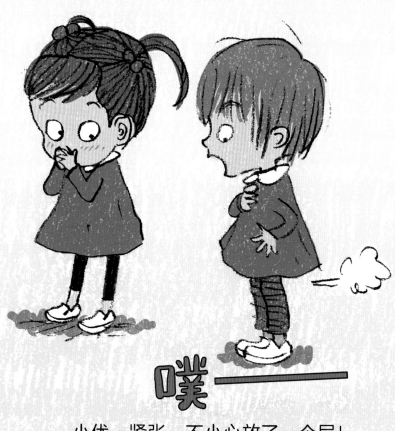

噗——

小优一紧张，不小心放了一个屁！
结果——

便便游行队伍和长肠伯都瞬间消失了！

小优和可妮发现自己已经回到了教室里。

"小优、可妮，你们上完厕所了？"敏敏老师说，

"谁想上厕所就举个手，随时跟我说哟！"

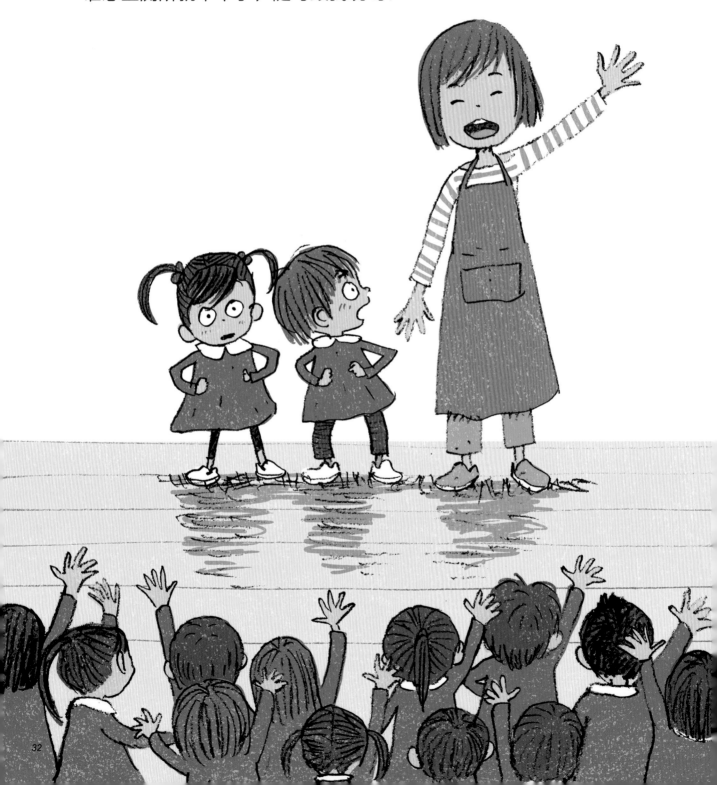